# DISCOURS

SUR LA RÉUNION

DE L'UTILE A L'AGRÉABLE,

MÊME EN MÉDECINE.

# DISCOURS

## SUR LA RÉUNION

## DE L'UTILE A L'AGRÉABLE,

## MÊME EN MEDECINE,

LU A LA SÉANCE PUBLIQUE DE LA SOCIÉTÉ PHILOTECHNIQUE ;

*Par M. le Docteur* MENURET, *un de ses Membres, etc., etc.;*

PRÉCÉDÉ d'un Avant-Propos et de quelques Considérations sur l'état de la Médecine et des Médecins en France.

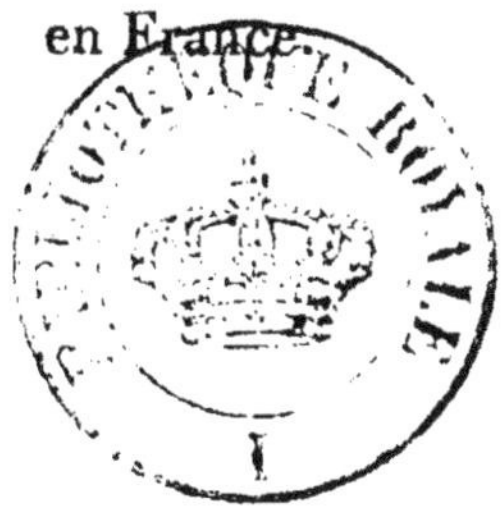


*Ingenuis placuisse viris.....*

A PARIS,

CHEZ D. COLAS, IMPRIMEUR-LIBRAIRE,
Rue du Vieux-Colombier, N° 26, faub. St-Germain.

1809.

# AVANT-PROPOS

ET

# CONSIDÉRATIONS

SUR

## L'ÉTAT DE LA MÉDECINE ET DES MÉDECINS.

Ce n'est pas sans fondement et ce ne doit pas être en vain que la Société philotechnique invite ceux qu'elle admet dans son sein à justifier en quelque sorte aux yeux du public, par quelque ouvrage digne, ou au moins susceptible de lui être présenté, le suffrage flatteur qu'elle leur a donné. Un médecin dans cette circonstance se trouve bien embarrassé. Quoique la science qui lui est propre s'associe naturellement aux autres, quoiqu'elle ne soit pas tout-à-fait étrangère aux belles-lettres et aux arts d'agrément, quoiqu'elle inspire par son objet et par son but un vif intérêt, la nature et la gravité de son sujet, l'austérité de son langage, etc., semblent devoir exclure les discussions qui lui sont relatives d'un concours où, pour fixer l'attention et reconnaître la complaisance d'une assemblée brillante, dont les dames forment une grande partie, il faut sur-tout amuser et plaire, et parer l'instruction des fleurs de l'éloquence ou de la poésie. D'un autre côté, l'excursion dans un genre étranger n'est pas sans difficulté, sans inconvénient et sans danger. O Rabelais! Protée admirable, qui sus être à la fois habile médecin et bon curé, politique hardi et conteur divertissant, érudit profond et joyeux écrivain, qui sus prendre tous les tons et toutes les formes, pour instruire, corriger et plaire; pourquoi ta robe, comme le manteau d'Élisée, n'a-t-elle pas transmis quelque étincelle de ton esprit aussi varié que pénétrant à ceux qu'on en revêtait dans le plus célèbre temple d'Esculape, en les initiant à cet utile sacerdoce (1)? J'ai tâché de suppléer à ces avantages qui me manquaient en présentant la

---

(1) En conférant au candidat la licence dans l'*Université* de médecine de Montpellier on le revêtait de la robe qu'avait jadis portée *Rabelais* lorsqu'il y était professeur : c'était un hommage rendu à cet homme célèbre, et une sorte d'invitation à marcher sur ses traces, à conserver les principes les plus sûrs de la Médecine, et l'attrait pur, la manière et la doctrine hippocratiques, toujours répandus par lui, par ses collègues et ses successeurs, dans l'école la plus ancienne, la mieux organisée et la plus fréquentée de la France et même de l'Europe. Il y a plus d'un demi-siècle que j'ai endossé cette robe jadis pourprée ; l'impression m'en est toujours présente et l'intention précieuse.

médecine sous un aspect qui, sans offenser les yeux délicats, répandît quelque attrait sur son essence, sur son but et sur ses moyens. Un auditoire indulgent a daigné applaudir à mes efforts et à mes intentions ; on a même, excusant la forme en faveur du fonds, témoigné le désir de lire ce qu'on avait entendu avec intérêt. Peut-être mon amour-propre satisfait a favorisé ma déférence ; mais il doit m'être permis d'observer que j'ai pu être décidé à publier cette bagatelle par un motif plus raisonnable et plus relatif à l'art qu'à moi-même.

Sans doute l'hommage que j'ai rendu, l'intérêt que j'ai témoigné au beau sexe, généralement approuvés et partagés, m'ont concilié quelque bienveillance; mais j'ai cru remarquer que le tableau ou plutôt le simple croquis des devoirs et des obligations, des connaissances et des vertus, du zèle et des sentimens qui étaient de l'essence de la médecine, qui formaient ou devaient former celle des Médecins, avaient excité la principale attention et un suffrage particulier. Chacun a pu y trouver un intérêt propre, y voir sa cause personnelle ; un sentiment rapide a fait saisir aux époux, aux mères, aux enfans l'importance et les conséquences de fonctions exercées sur ce qu'ils ont de plus cher. Qui peut en effet méconnaître la nécessité que celui qui est admis dans l'intérieur des maisons, dans l'intimité des familles, avec les droits et les moyens de disposer de la vie et de la santé, et avec elles ou par elles de l'honneur et du bonheur de ces familles, soit reconnu possesseur des talens et des vertus qui dévouent exclusivement à leur utilité ces droits et ces moyens ?

Il ne serait pas extraordinaire que l'immense quantité de ceux qui, depuis quelques années, sont ou prétendent être Médecins inspirât et motivât à cet égard des craintes et de l'inquiétude. Il fallait autrefois être reçu docteur-régent dans la Faculté de Paris, ou avoir une charge à la Cour pour être autorisé à exercer la médecine dans cette ville : la Faculté exerçait une sorte de surveillance et de censure sur ses membres qui n'avaient été adoptés qu'après de longues épreuves ; les autres étaient pour la plupart d'anciens docteurs de Montpellier dont la réputation dans tous les genres était faite. Le nombre de ces praticiens légalement reconnus ne s'élevait guères au-dessus de cent ; les uns et les autres n'avaient pu être admis à la première classe d'élèves, s'ils n'avaient auparavant passé plusieurs années dans les colléges, et obtenu des lettres de maître-ès-arts ; ce qui supposait une éducation soignée, une certaine aisance, et une naissance relevée qui semblent garantir la délicatesse et le sentiment, ou du moins y disposent.

Le bouleversement révolutionnaire a tout changé, les choses et les noms, les états et les personnes. On ne peut disconvenir que, dans quelques parties, les changemens ont été très-favorables ; que, dans d'autres, il y a des espérances très-fondées d'amélioration ; et qu'en général le mal et le désordre, produits inévitables d'une grande commotion, ont été avantageusement réparés. Déjà, relativement à la médecine, des dispositions sont prescrites pour qu'en 1815 nul ne puisse être inscrit comme élève dans les Facultés rétablies, s'il n'est déjà reçu bachelier dans celle des lettres ; ce qui équivaut au grade de maître-ès-arts. Mais il est trop vrai que tout à coup il y a eu un débordement énorme de Médecins. Frater, Officier de santé, Accoucheur, Chirurgien, ont subitement acquis ou usurpé ce titre, exercé ces fonctions sans garantie valable pour la société de leur capacité scientifique, morale.

Autrefois sans doute les Chirurgiens se permettaient, dans quelques circonstances pressantes ou faciles, de donner des conseils hors de leur sphère ; ces excursions rares n'offraient que des avantages sans inconvénient. Resserrée dans ses bornes, illustrée par de grands maîtres, honorée par le souverain, favorisée par ceux qui avaient dans cette partie sa confiance, la Chirurgie réfléchissait sur ses membres un lustre et une considération bien propres à les satisfaire (2).

Les Académies et les Colléges de Chirurgie rivalisaient de gloire, d'émulation et d'utilité avec les Facultés de Médecine ; et quoiqu'il y eût quelque distinction entre leurs membres dans la hiérarchie sociale, il y avait entre eux une fraternité de mérite et de services. Aujourd'hui une conformité de titres et de prétentions met entre eux plus de confusion que d'égalité, et pour le public moins d'utilité que d'incertitude. On pourrait compter à Paris plus de six cents individus décorés par un diplôme obtenu, ou par leur seule volonté, du nom de médecin, les uns ayant, d'autres recherchant une confiance et des occupations à

---

(2) Les grands chirurgiens, tels que *Sabatier*, *Deschamps*, *Boyer*, *Pelletan*, *Dubois* et quelques autres, ont conservé l'état et le nom de chirurgien, qu'ils honorent, et qui sont pour eux des sources d'honneur et de considération.

plus d'un égard nécessaires. Certainement il y en a qui la méritent cette confiance, qui offrent des talens, des mœurs et des sentimens dignes de cette profession; mais le public éclairé sent la presque impossibilité qu'il n'y ait dans ce genre beaucoup d'abus et d'écarts, et doit les juger d'autant plus faciles et fréquens que le nombre des prétendans sera plus considérable. Combien la multitude et l'obscurité favorisent les délits ou les erreurs, et de combien de manières leurs conséquences et leurs effets peuvent être funestes! Il y a lieu de croire qu'une corporation ou aggrégation, centre d'émulation, de surveillance et de censure, serait très-propre à les prévenir ou à les réprimer. Mais encore une fois, les obstacles à l'établissement de l'ordre augmentent avec le nombre; le charlatanisme, la bassesse, l'intrigue et l'ignorance se glissent plus commodément, et agissent avec plus de sécurité dans la cohue. Une remarque qui paraît au premier coup-d'œil très-amère et très-injurieuse, peut avoir été déterminée, au moins en partie, par ces considérations, c'est qu'on avait observé *à Rome la mortalité augmenter dans la même proportion que le nombre des Médecins*. Mais cette remarque, ainsi que les plaisanteries de Molière, qui ne sont pas toutes sans fondement et sans application, ne choquent point les bons Médecins, et l'art n'est pas moins recommandable parce qu'il aura échappé à l'impéritie ou à la sottise de quelques-uns de ses membres des remèdes nuisibles ou des instrumens de mort.

Quoique la santé, le plus précieux de tous les biens, soit traitée avec beaucoup de légèreté, inconsidérément exposée, facilement compromise, livrée et confiée, dans ses dérangemens, avec indifférence et imprudence, on aime à voir les mesures générales qui tendent à assurer tous les objets qui lui sont relatifs; quoiqu'on les néglige, on se plaindrait de leur défaut, ou bien on en jouit comme des dons de la Providence, sans les apprécier et les reconnaître. La santé générale faisant la force du Gouvernement, la santé particulière faisant le bonheur des individus, quel plus digne objet de sollicitude et de surveillance! On doit remarquer avec satisfaction et gratitude que rien ne lui échappe, ni n'est négligé pour y concourir; rien ne manque, à cet égard, de ce qui est utile et nécessaire, rien de nuisible et d'insalubre n'est laissé subsistant et ne peut être offert.

La partie qui a pour objet de réparer ou de

faire cesser les divers dérangemens auxquels la santé est exposée, n'est pas moins importante et précieuse : il faut que les agens et les moyens destinés à remplir ce vaste et intéressant objet, soient organisés et disposés de manière que le besoin trouve partout des ressources assurées, que la confiance soit garantie et la sécurité solidement établie, afin que les sources de vie et de santé ne puissent devenir des principes de maladie et de mort.

On ne peut qu'applaudir aux dispositions relatives à la composition, à la collection et au débit des remèdes, et à la manière dont, sur-tout dans cette capitale, elles sont réalisées. Les plus grandes connaissances et la probité la plus exquise sont d'un prix inestimable et d'une absolue nécessité : quoiqu'il puisse y avoir quelque inégalité de talens entre les Pharmaciens, ils ont tous été reconnus, par des examens sévères et des épreuves multipliées, capables d'exercer utilement cet état difficile et délicat. Autrefois des visites fréquentes faites par des commissaires de la Faculté, pouvaient contribuer à entretenir le zèle et l'exactitude, à augmenter la confiance et la sécurité publiques. On pourrait désirer, outre le renouvellement de cet antique usage, des lois plus rigoureuses et mieux exécutées contre les distributeurs des remèdes secrets ou connus, de tisanes, de poudres, de pilules, etc., dépourvus de talens et de titres : le débit des drogues médicinales par les épiciers ; leur étalage ridicule et dangereux à côté des substances alimentaires ou vénéneuses, etc., n'appellent pas moins l'attention et la répression.

Le public intéressé et clairvoyant applaudit aussi aux talens, au zèle, au bon esprit et aux qualités estimables des professeurs à qui l'enseignement de la Médecine et de ses différentes branches est confié dans les Écoles ou Facultés convenablement réduites; il aime surtout cette stabilité des mêmes personnes dans les mêmes places, qui ajoute les avantages de l'habitude et de l'expérience à ceux du travail, et l'aiguillon de l'amour-propre à celui du devoir (3). Il a été établi que l'enseignement pour la Médecine et la Chirurgie dériverait de la même source ; que les études seraient com-

(3) Par une disposition contraire, les nouveaux docteurs, dans l'ancienne faculté de Paris, étaient pour l'ordinaire chargés de l'enseignement, et s'y livraient jusqu'à ce que la pratique leur donnât des occupations d'un autre genre : ils cessaient ainsi de professer lorsque, plus habiles, ils auraient pu joindre dans leurs leçons les produits de leur expérience à ceux de leurs études, et les rendre par là plus solides et plus avantageuses.

munes ; que les examens, les épreuves, les réceptions, les titres et les droits seraient analogues. Il ne m'appartient pas de censurer des dispositions consacrées par l'autorité : lorsqu'elles n'étaient encore qu'en projet, j'avais émis une opinion tout-à-fait opposée (4), et j'avais cru l'étayer de raisons assez plausibles. Ce n'est ici ni le cas ni le lieu de les rappeler ; je me bornerai à observer que si la société, par sa civilisation et son étendue, comporte et exige une distinction réelle de fonctions entre le Médecin clinique et le Chirurgien opérateur, s'il est difficile et désavantageux qu'elles soient cumulées sur le même sujet, si les travaux qui doivent disposer le Chirurgien à avoir la main aussi légère que l'œil pénétrant, sont d'une autre nature que ceux qui tendent à former l'observateur perspicace et le méditatif Médecin ; il devrait y avoir une grande différence dans la première éducation de l'un et de l'autre. On pouvait se souvenir que la tentative déjà faite pour changer les bases de cette première éducation n'a été favorable ni à la Chirurgie ni à la société.

Au reste, l'instruction qu'on puise dans les

---

(4) Essais sur les moyens de former de bons médecins, etc. Paris, 1791.

livres et dans les cahiers, n'est qu'une très-petite partie de ce qu'il importe au médecin et au Chirurgien de savoir, et il y a encore bien loin de la Médecine-science à la Médecine-profession. On ne peut être au plus qu'un écolier instruit, lorsqu'après trois ans d'études, même bien faites, on quitte les bancs de la Faculté, décoré du bonnet et du titre de docteur. Pour devenir Médecin clinique, ou Chirurgien opérateur, pour être en état d'exercer ces fonctions difficiles et délicates, attirer et mériter la confiance publique par une réunion bien constatée de talens et de vertus, il faut sans doute une nouvelle éducation, des travaux particuliers, des examens plus sévères, des épreuves plus décisives, une solennité plus imposante : il ne s'agit de rien moins que d'établir et de consacrer un arbitre public de la vie et de la santé, avec de grands droits et des moyens puissans ; et on conçoit aisément qu'il ne faudrait pas moins de deux années de cette institution pratique pour la compléter, et qu'alors au moins elle devrait être diversifiée suivant la destination des candidats pour l'exercice de la Médecine ou de la Chirurgie.

En obtenant le titre et les droits de Médecin-praticien, soustrait aux entraves et à la surveillance du corps instructif, si le nouveau maître va passer comme citoyen utile, comme personnage influant spécialement sur la société, sous la dépendance plus intime, sous la sauve-garde particulière du chef de l'administration intérieure qui doit fixer sa place et son rang, ses droits et ses devoirs, assurer leur usage et leur exercice, la nature et l'importance de ses fonctions relativement à la sécurité publique doivent lui faire trouver dans l'agent supérieur de l'ordre général un censeur et un appui.

Ce serait une superbe et intéressante magistrature que celle qui, sous les auspices des premiers dépositaires de l'autorité souveraine, aurait pour objet la direction spéciale de la Médecine et de toutes ses parties : le Médecin qui en serait revêtu deviendrait, en quelque sorte, le garant envers la société de l'exactitude de ses confrères à remplir, chacun dans son district, leurs fonctions respectives, et envers eux de la reconnaissance publique et particulière; il serait le juge de toutes les infractions dans ce genre. Les Empereurs Romains, en confiant à un Médecin le soin de leur santé, l'investissaient de cette autorité, *qui le faisait*, était-il dit, *considérer par ceux que tout le monde considère, et pro-*

*curait à la société un bien essentiel dont, par ce seul défaut, elle eût été privée.*

Une réunion de Médecins en Société, Collége ou Académie ne paraît pas moins avantageuse, ou même nécessaire dans tous les lieux susceptibles d'en admettre plusieurs : elle pourrait faire partie du corps enseignant, ou en être en quelque sorte le substitut et le complément dans les villes où ce corps serait établi sous le nom de Faculté ; ce serait dans son sein que l'instruction-pratique aurait lieu, que l'adoption serait prononcée, qu'une aggrégation ou affiliation serait établie ; elle serait en même tems une source d'instruction, un foyer d'émulation, un lien de fraternité, un tribunal d'épreuves et de censures : une aggrégation pareille, avec des formes réglées, serait une condition imposée à tous les Médecins désirant exercer leur état dans une ville où une Société de cette espèce aurait pu être établie. Dans les petites villes et dans les bourgs, le magistrat serait le lien nécessaire et l'arbitre requis entre les Médecins légalement reçus et la société, le promoteur et le garant de leurs devoirs et de leurs droits respectifs.

Un tribut de justice et de reconnaissance peut être dû par les Médecins au Gouvernement qui leur a procuré tous les moyens d'instruction, un état honorable et distingué, et qui doit en protéger l'exercice; ce tribut devrait être proportionné aux avantages qu'ils peuvent espérer de recueillir, varié suivant l'étendue et l'importance du théâtre de leurs travaux; il serait avec raison plus considérable à Paris que partout ailleurs (5). Il pourrait être utilement destiné, soit au paiement des dépenses des corps enseignans ou académiques, soit à des encouragemens et récompenses, soit au traitement des indigens malades, objet particulier du zèle et des occupations des Médecins, soit à tout autre usage déterminé par le Gouvernement. Cette manière de concourir, suivant ses intentions et ses vues bienfaisantes, à l'acquittement des dépenses publiques, ne présenterait rien que d'utile, d'honorable et de satisfaisant pour les Médecins.

Il doit leur être permis d'éprouver et d'exprimer leur douloureuse sensibilité sur le mode de contribution qui leur est aujourd'hui imposé. Leur déférence et leur soumission aux lois ne sont point altérées par la peine qu'ils ressentent; mais elles sont aussi compa-

(5) Les frais de réception au doctorat dans l'ancienne Faculté de Médecine de Paris, se portaient au moins à 6,000 liv. Les dépenses du corps et les honoraires de ceux qui professaient étaient payés par cette contribution autorisée.

tibles avec des réclamations bien motivées. Le droit de patente assimile la plus noble des professions aux plus serviles métiers ; elle établit entre elle et celle des Avocats, qui lui est analogue, une ligne de démarcation nouvelle et humiliante : un noble orgueil, un sentiment juste de la dignité de leur état, sont pour les Médecins un principe naturel et louable de peines et de plaintes sur cette disposition ; ils sont la cause et l'effet d'une délicatesse et d'une moralité dont la société recueille les principaux fruits. Il est de sa justice et de son intérêt de les seconder, de les favoriser, et d'y avoir égard en honorant un état qui, sans cette assurance, ne pourrait convenablement remplir son important objet. Si la gloire d'un souverain, d'une nation est un des plus fermes appuis de la sûreté et de la prospérité publiques, la considération est pour les individus un grand mobile de vertu, un principe assuré, une base essentielle de bonheur et de sécurité. Ce prix est d'autant plus flatteur, d'autant plus encourageant qu'il est mieux apprécié et plus équitablement distribué. Et à quelle profession est-il mieux dû et plus nécessaire ? dans quel cas les avantages reflueraient-ils plus abondamment sur ceux qui l'accorderaient avec justice ?

# DISCOURS

## SUR LA RÉUNION

## DE L'UTILE A L'AGRÉABLE,

## MÊME EN MÉDECINE.

*Omne tulit punctum qui miscuit utile dulci.*
HORAT. Art. P.

En entrant dans une Société où les sciences, les lettres et les arts se donnent la main pour se fortifier et s'embellir réciproquement, où les talens de toute espèce, les goûts variés et les caractères assortis sont unis par la plus douce fraternité, j'ai plus vivement senti la justesse et la vérité de cette maxime d'*Horace*, et j'ai vu avec plaisir son heureuse application et ses effets précieux. La médecine, austère et grave, serait-elle donc tout-à-fait étrangère et inaccessible à cette intéressante réunion? Non, sans doute; il est permis de croire, il est possible de prouver que quelques agrémens se mêlent à ses avantages, soit pour celui qui l'étudie et la pratique, soit pour ceux sur qui elle s'exerce, soit dans les dispositions qui intéressent la Société. Puissé-je ne pas trop m'éloigner moi-même de ce but vers lequel je vais diriger votre attention! Un motif d'indulgence est la nécessité de réduire en une petite et maigre esquisse un grand et magnifique tableau.

Je dois être dispensé de prouver l'utilité de la médecine qui, émule, aide et substitut de la nature, la suit, la seconde, la supplée dans ses efforts habituels pour la conservation et le rétablissement de la santé ; la santé, le premier des biens, la condition essentielle, la source active de toutes les jouissances, et même, suivant la remarque de *Socrate*, *le principe de la sagesse et de la vertu*. L'expérience ou l'observation ont fixé à cet égard l'opinion de chacun.

La médecine, préparée par des études qui dès le plus bas âge donnent l'intelligence des langues savantes, le goût des belles-lettres, les élémens de la philosophie et de la physique, se compose d'immenses connaissances, qui s'acquièrent, s'augmentent, s'accumulent et se fortifient par des travaux assidus dont l'âge le plus avancé ne voit pas le terme et le complément. Toutes les vertus concourent à son essence ; l'ame du candidat qui va s'y consacrer doit y être disposée pour répondre à l'avis gravé sur le temple d'*Esculape* à Epidaure, et tacitement inscrit sur la porte des écoles : *l'entrée de ces lieux n'est permise qu'aux âmes pures*. La pratique les inspire, les développe, les exige. C'est dans ce sens que l'Empereur *Justinien* appelait la médecine *la mère* de toutes les vertus.

Sans doute le sanctuaire consacré à cette imposante initiation n'est pas un théâtre de jeux et de ris. C'est la mort qui doit fournir les premières armes contre elle, qui doit donner les premières leçons de vie ; c'est dans le sein de la mort qu'il faut d'abord étudier l'organisation de l'être sujet et objet de la science. C'est le tableau effrayant par sa nature et son immensité de tous les maux auxquels l'humanité est exposée qui s'offre à l'étude et à la méditation ; ce sont ensuite ces maux réunis sur les malheureux rassemblés dans les asiles de la charité qui appellent les regards et l'attention. Quel spectacle que celui de la souffrance et de la maladie avec toutes les horreurs physiques et morales qui en sont la cause et l'effet ! C'est au milieu des cris, des gémissemens, de la dissolution ; c'est en bravant des dégoûts sans nombre et des périls multipliés que la carrière de la science s'ouvre et s'étend.

L'habitation humble, incommode, malpropre de l'indigent, devient ensuite le premier théâtre des essais du jeune initié. La misère et la maladie, quelle réunion ! Combien de peines, combien d'obstacles à l'application convenable des moyens de traitement ! L'amour de l'art et de l'humanité tâche de les diminuer et les fait surmonter ; mais, dans ces premiers tems sur-tout, combien souvent l'inquiétude sur le succès, la crainte d'ajouter à l'incertitude de l'art celle de l'inexpérience, de compromettre ainsi une existence importante ou chérie, agitent, tourmentent, dérobent en faveur de l'étude des heures au plaisir et au sommeil ?

Parvenu au domicile de l'aisance et de la fortune, il y trouve à un plus haut degré ces peines et ces désagremens, une responsabilité plus pressante, des obstacles, des plaintes, des contradictions, des reproches, plus d'exigence, des atteintes plus fortes au sentiment, à l'amour-propre, à l'intérêt, que comblent trop souvent *la méconnaissance*, l'ingratitude et l'injustice. Sans doute il est à plaindre, il est excusable le Médecin qui, livré à cette continuité de travaux, à cette importance de fonctions, à ces peines de corps et d'esprit, serait sérieux et même un peu morose : que de ronces et d'épines dans cette vaste carrière ! Il est tems de les écarter et de les abandonner pour vous présenter les fleurs qui n'en sont point exclues.

L'anatomie manifestant tous les ressorts qui composent la plus admirable des machines, compense et au-delà par l'attrait et le but de ses connaissances, ce qu'elle peut avoir de rebutant. Que de charmes et d'intérêt dans cette étude qui dévoile ce prodigieux amas d'innombrables ressorts jusque dans les derniers élémens de leur organisation ! qui nous montre ensuite ces organes mis en mouvement, unis sans gêne, s'aidant, se servant réciproquement, doués chacun d'une vie particulière dont l'ensemble et le concours fait la vie générale, donnant lieu à mille fonctions diverses pour contribuer à leur durée, à leur entretien, à leur réparation, etc. Le souffle immortel de la Divinité, en s'y associant par des liens constans, intimes, quoiqu'invisibles, offre un spectacle plus enchanteur. L'homme doué d'esprit, de raison, d'intelligence, susceptible de perfectionnement, chef-d'œuvre du Créateur, preuve irréfragable de son existence, rendu propre à s'élever jusques à lui comme vers son principe et sa fin; et combien l'idée, l'espoir d'utiliser ces connaissances pour écarter et soulager les maux qui peuvent l'atteindre embellissent et encouragent le travail!

Le tableau des dérangemens auxquels est exposé ce merveilleux composé d'esprit et de matière, cet assemblage de tant d'organes divers serait rebutant, effrayant par sa forme, sa variété, son étendue, s'il était d'abord offert tel que la nature le présente, s'il exposait ces innombrables infirmités telles qu'elles sont, isolées et distinctes; mais l'art du nosologiste a su, par des rapprochemens ingénieux, par des classifications arbitraires, par des dispositions symétriques, etc., resserrer et embellir ce tableau : semblable à cette fameuse enchanteresse, il présente des ruines informes confusément éparses, des chaumières grossières sous l'aspect d'un palais régulier; ainsi que dans ces romans bien faits, qui donnent une idée assez juste des vices et des erreurs qu'il faut éviter et combattre, ces fictions médicales inspirent à l'élève le désir de connaître plus à fond les maux qui en sont l'objet, l'accoutument au langage de l'art, le disposent et le préparent à l'observation de la nature.

D'intéressantes réalités se présentent ensuite d'un abord difficile, mais attrayantes pour l'amour-propre, pour la curiosité, pour ce goût général que l'art de la divination inspire : c'est la partie qui traite des signes par lesquels le présent rappelle le passé et découvre l'avenir ; par lesquels on parvient, d'après ce qui se passe au dehors, à pénétrer et connaître ce qui est caché dans la profondeur des organes intérieurs ; science sublime, particulièrement empreinte du génie de l'immortel *Hippocrate*, dont l'importance est telle, suivant l'axiôme reçu, que *celui qui sait connaître, sait aussi guérir*.

C'est dans le développement des moyens que la nature offre à l'art pour venir à son secours que se trouvent l'agrément, la richesse et la variété. Tous les êtres physiques, toutes les affections morales, toutes leurs combinaisons, tous leurs produits sont ou peuvent devenir des remèdes. Nous devons avouer que l'opulence est ici, comme quelquefois ailleurs, un vice plutôt qu'un avantage ; mais il n'est pas moins vrai que l'étude de la nature, de tous les arts, de toutes les sciences dont elle est l'objet, spécialement la chimie, dont la pharmacie n'est qu'un faible dérivé, est une source inépuisable de connaissances.

Pour la fixation de leurs vertus et de l'emploi de ces remèdes, on a facilité encore l'instruction en formant des distributions méthodiques et régulières, qui tiennent beaucoup de l'arbitraire et sont en quelque sorte la suite de notre roman médical. Il y a plus que de l'exagération sur la marche de ces agens, sur leur route, sur leurs effets, leur opération et leur efficacité ; car dans les livres et les cahiers les remèdes arrivent toujours à leur adresse, à leur but ; toujours ils remplissent leur objet, toujours ils guérissent ; leur indication est déterminée même avec une telle précision, une telle régularité, une correspondance si exacte avec les causes et les symptômes de la maladie, qu'elle ne peut échapper à leur action curative (6). Agréables illusions qui charment et encouragent, qui augmentent dans l'élève le désir d'en voir l'application au lit des malades ; là elles se réduisent ou se changent en réalité moins riantes, mais plus utiles.

C'est dans les asiles consacrés aux malheureux qu'affligent en même tems la misère et la maladie que les maux se présentent avec les caractères propres et réels qui les spécifient,

---

(6) Voyez entre autres les Aphorismes de *Boerhaave*, que *Van-Swieten* a tâché de rendre pratiques.

que les indications et les plans de traitement sont rectifiés et assurés ; c'est là que l'élève apprend à connaître ce que la nature peut seule, ce qu'elle exige de l'art, et à saisir cet à-propos, cet heureux et puissant à-propos, arbitre des succès dans tous les genres. Grâces aux dispositions bienfaisantes du Gouvernement, aux soins habituels d'une administration éclairée, ces asiles n'offrent plus l'horrible et dangereux entassement de plusieurs malades dans le même lit ; chacun dans un lit séparé reçoit les conseils et les soins nécessaires : le traitement, l'observation, l'instruction sont plus faciles, plus sûrs et plus utiles ; et pour compléter ces avantages, le praticien habile qui a dirigé le traitement, devient pour les jeunes initiés un professeur complaisant. O combien cette institution clinique, que nous avions long-tems sollicitée, assure et aplanit la carrière rude qu'ils ont à parcourir ! Heureux encore ceux qui peuvent, pendant quelque tems, la suivre sous un maître devenu leur ami !

En commençant à exercer ces importantes fonctions qui les rendent en quelque sorte arbitres de la vie de leurs semblables, et souvntdu repos, de la fortune et du bonheur des familles, tous les sentimens se réunissent pour augmenter l'attention, l'examen, le zèle, les soins; quels délices ils font trouver dans le succès! Le plaisir des convalescences est toujours pour le médecin sensible la grande, la douce indemnité des peines de corps, d'esprit et de cœur qu'il éprouve. Il en résulte encore une réciprocité d'affection non moins utile au malade qu'agréable au médecin. Rien n'attache, rien ne fait jouir autant que la bienfaisance; elle est l'ame de la médecine. Et quelle autre profession peut en fournir autant de motifs, d'occasions et de moyens? Que d'intérêt et d'agrémens offrirait et développerait la discussion détaillée de ce sujet! mais ceux qui sont relatifs aux malades appellent votre attention.

Quelques-uns sans doute ne sont frappés, à l'approche du médecin, que de l'idée d'un juge sévère, disposé à reprocher des torts et des fautes de régime, à prononcer des arrêts tristes et cruels, à interdire ce qui est agréable, à ordonner des drogues détestables et des assujétissemens ennuyeux; mais pour le plus grand nombre le médecin arrive, appelé par la confiance, accompagné de l'espérance; sa présence satisfait l'ame, épanouit les organes, suspend les maux, produit une sorte de calme ou d'émotion douce qui en imposerait si elle n'était prévue : ces dispositions favorisent l'effet des remèdes, en diminuent l'amertume ou la font surmonter. Il était dans l'ordre de la Providence qu'ils ne flattassent pas le goût, afin qu'ils fussent réservés pour le besoin et qu'on n'en abusât pas : il reste au médecin la ressource d'emmieller les bords de la coupe qui contient l'absinthe ; il peut aussi quelquefois choisir des moyens qui ne sont que peu ou point désagréables ; il en est même qui sont susceptibles d'être pris avec plaisir ; *il en est jusqu'à trois que je pourrais citer*, sans parler de la danse, de la musique, des voyages, du séjour à la campagne, etc.

Aux bienfaits qu'il apporte en guérissant, soulageant ou consolant, le médecin rendra encore sa présence et ses soins plus agréables, si, émule des *Bordeu*, des *Lorry*, etc., sa physionomie, ses manières, ses discours respirent l'intérêt, le calme et l'aménité ; s'il est, à leur exemple, aimable sans affectation, spirituel sans pédanterie, affectueux sans fadeur, amusant sans écarts, complaisant sans excès, officieux sans bassesse, encourageant sans charlatanisme, etc.

C'est sur-tout à l'heureuse hygiène, à la conservatrice de la santé, qu'il est donné de joindre dans ses conseils l'agréable à l'utile :

*de l'exercice, du régime, de la gaieté* : Tel est son code antique ; sur cette triple base est solidement fixée la colonne de la santé. Le mot de régime, qui semble devoir effaroucher, n'a rien de sévère ; il ne présente que la modération dans l'usage de tout ce qui peut servir et plaire ; il condamne les privations déplacées comme les écarts, les abus et les excès ; tout ce que la nature veut et dit, la sagesse le dit et le veut. L'austère, le grave *Juvénal* n'a pu le méconnaître et le dissimuler :

*Nunquam aliud natura, aliud sapientia dicit.*

Lorsqu'il est asservi à leurs lois conformes, le désir est fils du besoin, et père du plaisir.

Sexe aimable et chéri, dont la nature semble avoir perfectionné le corps, l'âme et le cœur, qui faites le charme de la société, qui en remplissez les plus pénibles devoirs et savez adoucir ceux qui sont imposés à l'autre sexe ; la Médecine est bien loin d'oublier et de négliger vos plaisirs et vos intérêts en s'occupant de votre santé ; elle est bien loin de perdre de vue ce don précieux qui vous distingue et vous flatte, qui nous charme et nous séduit. Sans la santé il n'est point de beauté ; c'est pour les assurer et les maintenir, c'est pour obéir à un sentiment noble, à un devoir

devoir sacré que la Médecine tonne contre ces modes injurieuses à la pudeur, défavorables à la beauté, contraires à la santé, qui exposent aux regards indiscrets, aux intempéries nuisibles, votre poitrine, votre dos, la presque totalité de vos bras, et réduisent presque à rien le reste de vos vêtemens : elle gémit des tristes occasions de s'exercer que lui fournissent les maladies fâcheuses qui en résultent très-fréquemment. Aussi désintéressée pour elle-même, aussi soigneuse de votre beauté, la Médecine vous a donné un préservatif assuré contre cette terrible et nécessaire maladie qui en était la plus redoutable ennemie; c'est par ses conseils que vous avez été débarrassées de ces corps de baleine, de ces entraves nuisibles à la poitrine et à l'estomac, sources inutiles de gêne et de douleur pour les jolies tailles, et sans effet pour prévenir et cacher les difformités.

Toujours empressée de vous satisfaire sans cesser de vous être utile, la Médecine conseille la danse et le bal, dont l'exercice et la gaieté, deux des soutiens de la divine hygie, sont l'âme et le fruit : elle n'en sépare pas le régime, c'est-à-dire la modération; car l'aimable folie, ainsi que la sévère sagesse, veulent la sobriété. . . . C'est en traitant un sujet susceptible des développemens et des détails les plus agréables et les plus intéressans que j'éprouve le regret d'être réduit à ne faire que l'effleurer. Il me reste à peine quelques instans pour jeter un rapide coup-d'œil sur ces grands établissemens où la Médecine joint ses vues et ses résultats salutaires aux brillantes dispositions qui vivifient ce vaste empire, et embellissent cette heureuse capitale.

Il ne m'est pas donné de parler de ces superbes monumens, tributs d'une juste reconnaissance, source d'une fructueuse émulation, ni de ces édifices consacrés aux approvisionnemens, à l'industrie, au commerce, encore moins de ceux qui semblent n'être qu'une fastueuse décoration, qui sont cependant un luxe nécessaire, une magnificence convenable à un grand souverain, à une grande nation, à une grande capitale, qui exercent et favorisent les arts, qui donnent une occupation précieuse à plusieurs milliers d'ouvriers; cependant cette dernière considération les rallie à mon sujet, car le travail est père de la santé, ainsi que de la vertu, de l'aisance et du bonheur.

Plus strictement circonscrit dans ma sphère, je pourrai citer ces canaux multipliés si favorables aux transports, aux communications, à l'agriculture, à l'industrie, au commerce, pour la formation desquels on recueille des eaux qui, croupissant, inondent les terrains et altèrent l'air.

Ces grandes routes bordées de plantations d'arbres qui offrent au voyageur un agréable et salutaire abri contre les ardeurs d'un soleil brûlant, répandent des flots d'air vital dans l'atmosphère.

Le desséchement des marais qui substitue des prairies embaumées, des guérets féconds à des amas d'eaux stagnantes et infectes, sources et foyers de puanteur et de maladie, auxquels cette importante opération fait succéder l'agrément, l'abondance et la salubrité.

Cette superbe métropole combien ne présente-t-elle pas, sous ces rapports, de précieuses dispositions! Des ponts débarrassés, des quais construits ou exhaussés favorisent le cours et le renouvellement de l'air, préviennent les débordemens de la rivière, la stagnation des eaux. Un plus grand bienfait dans ce genre est l'élargissement des rues étroites : dans les maisons qui les formaient, humble domicile de l'artisan, de l'ouvrier, du peuple, le soleil ne pouvait y pénétrer, l'air ne circulait pas ; par le défaut de ces deux principes de vie et de force, par la difficulté et la cherté de l'eau pour ceux qui habitaient les combles, par l'excès de l'humidité dans les logemens bas et enfoncés, ces tristes demeures devenaient le foyer des vices scrofuleux et scorbutiques dévastateurs des générations. L'ouverture des nouvelles rues, outre ces avantages, procure à l'homme occupé une économie précieuse de fatigue et de tems.

Quelle réunion d'avantages et d'agrémens, de moyens de salubrité et d'utilité pour les arts, l'industrie, les besoins économiques, la propreté des personnes, des maisons et des rues, ne présentent pas la multiplicité des fontaines et les opérations qui, pour les alimenter, amènent de nouvelles rivières ou élèvent celle de la Seine! Ils sont sans nombre les avantages relatifs à la santé qui dérivent de la bonne qualité des eaux, de leur abondance, de la liberté de leur cours, de la facilité de leur accès ou de leur transport.

Ces avantages seraient imparfaits et même dénaturés sans le concours des égouts destinés à l'écoulement des eaux superflues, et à prévenir ainsi leur accumulation, leur stagnation et leur corruption. Par eux sont supprimés ces cloaques, ces puisards infects et malsains (7). On ne peut qu'admirer l'art et la solidité des nouvelles constructions dans ce genre, dignes de rivaliser avec les ouvrages des Romains.

Combien ils sont importans à la santé ces soins journaliers d'une police vigilante pour le nétoiement des rues, leur rafraîchissement en été, l'enlèvement des immondices et des boues pour la propreté des marchés et la salubrité des objets de consommation ! Les dispositions relatives à ces vastes magasins de comestibles sont les preuves et les résultats de cette utile sollicitude.

Je ne puis ni ne dois passer sous silence le transport des tueries hors de l'enceinte de la ville ; outre les embarras et la crainte excités par le passage journalier de ces nombreux troupeaux de bœufs dans des quartiers très-fréquentés, les accidens graves occasionnés par ces animaux furieux échappés à leurs

---

(7) Une des magistratures de Thèbes avait pour spécial objet la surveillance et le maintien du libre écoulement des égouts et de la propreté des rues ; *Epaminondas* y rentrant couvert de gloire et de lauriers en fut investi. Sans considérer les motifs qui lui avaient attiré ce choix, il n'eut garde de s'y refuser ; persuadé que des fonctions qui assurent l'ordre et le bien publics dans un objèt aussi essentiel que la salubrité ne peuvent être sans prix et sans intérêt, il les accepta et les remplit avec zèle : il n'en fut point avili ; il n'y fut pas déplacé ; il les rendit plus utiles et plus recommandables par ses talens, par ses vertus et par la gloire qu'il avait acquis.

conducteurs ou à leurs bourreaux, qui n'a pas frémi d'horreur et d'indignation à la vue de ces amas ou de ces ruisseaux de sang, source de plus d'un inconvénient physique et moral ?

Ils entrent aussi naturellement dans cette liste intéressante ces réglemens sages, ces vastes établissemens que réclamaient et que consacrent l'ordre public, la morale et la médecine pour la suppression de la mendicité, fléau terrible sous tous les rapports. Par eux la société est délivrée d'importunités fatigantes, du spectacle de mille maux, factices ou réels, d'un impôt journalier, rendu plus déplaisant par l'incertitude d'un juste emploi. Par eux le véritable pauvre est assuré de tous les secours nécessaires, d'une subsistance convenable et des moyens de travailler; le faux indigent cesse d'avoir des motifs ou des prétextes de vagabondage et d'oisiveté, sources fécondes de crimes ou de malheurs (8).

Obéissant aux conseils de l'art et à l'amour de l'humanité, j'ai depuis long-tems et dans divers écrits osé solliciter ces dispositions importantes de salubrité publique; il doit m'être permis d'éprouver et d'exprimer une

---

(8) *Solon* désirait que les gens oisifs fussent notés d'infamie.

satisfaction particulière sur la réalisation de ces vœux philantropiques. Si le Gouvernement doit à ceux qui sont réunis en société sous ses auspices l'usage libre et salutaire du soleil, de l'air, de l'eau, de la terre et de ses productions ; quel souverain a porté plus loin la sollicitude, les attentions et les moyens pour acquitter cette dette importante, et sut associer aux plus sérieuses occupations ordonnées et couronnées par la gloire celles qui avaient pour objet les embellissemens et la salubrité des diverses parties de l'Empire, et sur-tout de cette heureuse capitale ? nulle part l'agréable et l'utile ne sont réunis à un plus haut degré. La bienfaisante Hygie applaudit aux avantages qui en résultent dans son domaine ; elle admire et bénit le héros qui, dans le sein même de la guerre, s'occupe de ses plus chers intérêts et de ceux de l'humanité. Puisse-t-elle acquitter et satisfaire la reconnaissance publique en répandant sur lui ses dons les plus précieux et les plus durables !

www.ingramcontent.com/pod-product-compliance
Ingram Content Group UK Ltd.
Pitfield, Milton Keynes, MK11 3LW, UK
UKHW022002260726
13994UKWH00004B/1910

9 782329 392561